I0700850

MAIGRIR AVEC LE SOURIRE

PERDRE DU POIDS EN TOUTE SIMPLICITÉ

MAIGRIR
AVEC LE
SOURIRE
PERDRE DU POIDS EN TOUTE SIMPLICITÉ

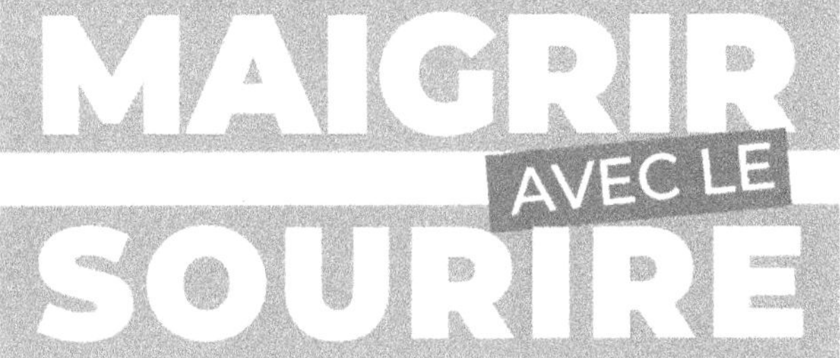

TABIBITO

Maigrir avec le sourire – perdre du poids en toute simplicité
Par Tabibito
ISBN : 9798874014520
Dépôt légal : janvier 2024
Prix : 9,99 €
Imprimé par Kindle Direct Publishing
Couverture illustrée par SophieR

SOMMAIRE

PREMIÈRE PARTIE
MON HISTOIRE

Tout d'abord, bonjour !

Je réponds au nom de Tabibito, « voyageur » en japonais. Depuis mon enfance, je suis passionné par la beauté et la complexité du corps humain. Cependant, ce n'est pas seulement mon admiration pour cette machine organique sans égale qui a inspiré ces lignes, mais plutôt celle liée à la prise de poids.

Mesurant 1m84, j'ai connu les extrêmes du poids, atteignant le sommet à 120 kg en 2021 avant de redescendre à 90 kg en 2022 revêtu d'une musculature redéfinie.

Avant de tisser le récit de ma métamorphose corporelle, permettez-moi de me présenter.

À l'âge de 7 ans, j'ai commencé à jouer au football dans une petite ville près de Bordeaux, et le football est resté ma passion jusqu'à mes 20 ans, une époque où le surpoids ne me connaissait pas.

À l'école, j'étais un bon élève, sociable et gentil. Je rends d'ailleurs hommage à mes parents, architectes de mon éducation. Je ne pensais qu'à m'amuser. Je me souviens encore de nos rires, de nos moments sur le terrain de foot pendant la récréation, avec comme seule obsession : le jeu de ballon.

Au lycée, l'idée de réfléchir à mon avenir est apparue, marquant ainsi le début d'une nouvelle étape de ma vie. J'ai commencé à lire des livres, à regarder des vidéos sur Youtube, à écouter des conférences sur l'entrepreneuriat, à entendre des jeunes étudiants parler de projets d'entreprise, et petit à petit, je me suis intéressé au monde de l'investissement. C'est là que ma passion pour l'économie a pris naissance. J'ai donc décidé de passer un bac économique et social, que j'ai réussi sans grande difficulté.

Une fois le Bac en poche, mon rêve de devenir footballeur était toujours aussi fort, à tel point que je passais chaque jour des heures à m'entraîner.

Vous connaissez l'animé « Olive et Tom » ? C'était mon préféré... Je passais des heures devant mon écran à regarder les épisodes de cet animé. Je m'imaginais comme Olivier, devenir un footballeur professionnel.

Dans le monde du sport, la clé est la rigueur, donc mon quotidien était rythmé par cinq séances d'entraînement par semaine, associées à une discipline stricte, une alimentation saine, un sommeil de qualité pour récupérer, et une détermination de fer. Chaque entraînement, chaque goutte de sueur, me rapprochait de mon rêve de devenir footballeur. J'étais convaincu qu'un jour je deviendrais footballeur.

Mais la vie est capricieuse, une luxation du coude suivie d'une blessure au ligament croisé du genou droit, une fois puis une seconde en à peine un an, ont mis fin à mes rêves. Il était temps pour moi de marcher sur le marché de l'entrepreneuriat.

En même temps, l'amour avait sa place dans ma vie, créant les plus belles années qui soient. Ou peut-être pas... Le 31 décembre 2019 se dessina comme un tournant tragique dans ma petite vie : une rupture amoureuse comparable à une plaie profonde dans mon jeune cœur d'adulte en devenir.

Mais ne vous méprenez pas ! Les kilos accumulés n'étaient pas simplement le résultat d'une rupture amoureuse, car il m'a fallu six mois pour guérir la blessure de mon cœur. En réalité, c'est fin 2020 que le poids a commencé à s'installer. L'entrepreneuriat avait une place centrale dans ma vie, au point que j'ai arrêté les activités physiques. Ajoutez à cela trois litres de soda par jour, associés à des aliments ultra-transformés provenant du monde industriel, où ces derniers représentent parfois plus de 50% de l'apport alimentaire dans certains pays. Je souligne également le fait que je dormais à peine 4 h par nuit.

Ah, j'ai oublié de mentionner ma vie d'étudiant à la fac de droit, des années remplies de cours magistraux et d'une réalité parallèle en tant que livreur à vélo pour gagner un peu d'argent et commencer à l'investir. De 13 h à 18 h j'étais assis sur les bancs de la fac pour ensuite à 19 h m'attaquer à la routine épuisante des livraisons nocturnes, sept jours sur sept. Chaque coup de pédale était un investissement, et j'ai commencé à investir dans des actions et d'autres instruments financiers qui m'ont finalement conduit à me lancer fièrement dans l'entrepreneuriat. Humblement, je l'avoue, je suis animé par l'esprit entrepreneurial. Dès mes 18 ans, en plus de mes études et de mon travail à vélo, j'ai lancé des projets entrepreneuriaux, motivé par mon désir d'indépendance financière.

Mes parents, immigrants dans ce beau pays qu'est la France, ont été ma source de motivation. Il était temps pour moi de leur dire merci, et quoi de mieux que de réussir financièrement ? Car quitter un pays pauvre pour venir en France et y rester pauvre, est-ce une réussite ? Je suis convaincu que non.

Pour donner vie à mes rêves, j'avais comme compagnons des livres pour nourrir ma soif d'apprendre, ce qui m'a ensuite permis de partir à l'étranger, de participer à des conférences et de discuter avec des entrepreneurs, des investisseurs et des hommes d'affaires.

Je vous parle d'études, de travail, de livres, mais qu'en est-il de ma vie sociale ? Depuis toujours, je n'ai jamais été seul. Cependant, je n'ai pas beaucoup d'amis, et c'est un choix personnel car je privilégie la qualité à la quantité. Avant de considérer quelqu'un comme un ami, il me faut au moins 10 ans, car c'est dans les moments difficiles que nous découvrons qui est réellement là pour nous. J'ai 3 amis d'enfance, 3 que je considère comme des frères.

Mais en 2021, je les voyais un peu moins, habituellement 3 à 4 jours par semaine, mais là, c'était réduit à une fois toutes les deux semaines. Pas que je ne voulais pas les voir, mais simplement que je passais plus de temps devant l'ordinateur. Il y a eu des côtés positifs à mon « isolement ». Par exemple, j'ai développé des entreprises, me suis formé à l'investissement en bourse auprès d'un investisseur à Dubaï, j'ai également élargi mes connaissances dans l'univers entrepreneurial. Cependant, cela a eu comme impact négatif la solitude et la prise de poids. Dieu merci, ce n'était que temporaire car moins d'un an après, j'avais perdu l'excès de poids grâce à certaines bonnes habitudes que je vais vous dévoiler dans les prochaines pages.

C'est devant mon miroir que la réalité me frappa : abdos disparus, joues gonflées, et l'habillement devenu une épreuve. Les photos d'autrefois où j'étais un jeune footballeur musclé me rappelaient ma chute. En pleurant sur le passé, c'est dans ce miroir que j'ai décidé de changer. À cet instant, une promesse s'est formée en moi : le début d'une transformation.

DEUXIÈME PARTIE
LES 8 CLÈS

Pour atteindre votre destination de rêve, la perte de poids, vous allez devoir ouvrir certaines portes en vous. Je vous donne les clés à travers des histoires, des fables. Vous voilà sur le seuil d'une métamorphose prometteuse.

1. La discipline

Il était une fois, dans un petit village, un homme nommé Tictac. Il aimait beaucoup jouer aux jeux vidéo et détestait le sport. Cependant, le problème était qu'il était obèse et prenait du poids chaque jour. Les habitants du village se moquaient souvent de lui et le rejetaient. Attristé par cette situation, il décida de rejoindre la salle de sport.

Chaque jour après sa séance de sport, il se regardait devant le miroir et ne voyait aucun changement. Plusieurs semaines après, toujours rien. Très triste, il dit à son papa : « Papa, je m'entraîne chaque jour, mais je suis toujours aussi gros... » Le papa, plein d'amour, lui répondit : « Mon enfant, il t'a fallu plusieurs années pour prendre ce poids, alors n'exige pas l'impossible en voulant perdre en quelques semaines ce que tu as pris en plusieurs années. Je te promets que si tu continues, tu auras des résultats. »

Tictac décida de persévérer. Parfois, il ne voulait pas s'entraîner, mais il s'accrochait à son objectif de perte de poids. Il arrêta donc de se regarder chaque fois devant le miroir. Quelques mois plus tard, il se leva et constata dans sa salle de bain que son corps avait changé. La discipline qu'il avait manifestée dans le sport lui avait permis de perdre du poids.

Morale de l'histoire : La discipline est indispensable à une vie stable. Vous devez être capable de sortir de votre zone de confort, acceptant de faire ce que vous n'aimez pas avec le sourire.

Chers lecteurs,

Perdre du poids nécessite de la discipline, une qualité très importante qui maintient votre esprit, votre corps et votre âme sous contrôle, comparable à une échelle pour gravir des montagnes.

Jim Rohn a raison en déclarant : « La discipline est le pont entre les objectifs et la réussite ».

J'aime beaucoup cette citation, rappelant que pour atteindre mes objectifs, la discipline doit être ma compagne. Elle sera là pour me guider lorsque la motivation faiblit, que la tristesse m'envahit ou que le découragement s'installe.

2. La persévérance

Il était une fois dans un petit village un lièvre du nom de Coco et une tortue appelée Tiko. Tout deux allaient participer au marathon du village. Coco, le lièvre, était connu pour sa vitesse incroyable. Il s'entraînait rarement, trop confiant dans sa rapidité naturelle. Tiko, la tortue, était moins rapide et n'avait jamais remporté de marathon. Il devait donc s'entraîner tous les jours pour espérer finir premier un jour. Le jour du marathon arriva. Coco, plein d'assurance, se moqua de Tiko et lui dit : « Pourquoi continues-tu de courir, tu perds à chaque fois ! ». Tiko répondit : « Je continuerai de m'entraîner jusqu'à gagner cette course ». Le marathon commença, Coco fila comme le vent, laissant Tiko derrière. À mi-parcours, Coco se fatigua en raison de son manque d'entraînement régulier. Pendant ce temps, Tiko avançait à un rythme constant, concentrée sur sa course et se rappelant de chaque goutte de sueur pendant ses entraînements. À la surprise de tous, Coco tomba de fatigue et Tiko le dépassa. Ainsi, il remporta son premier marathon. Lors de la remise des médailles, Tiko s'adressa à Coco : « Tu sais, ce n'est pas une simple victoire aujourd'hui. C'est pour moi la réalisation d'un objectif, possible grâce à ma persévérance, à mon travail, à ma discipline ». Coco comprit la leçon.

Morale de l'histoire : La persévérance permet souvent de l'emporter sur le talent naturel.

Chers lecteurs,

Perdre du poids nécessite de la persévérance. Vous allez traverser des moments de découragement, parfois penser que vous ne progressez pas. Persévérez dans vos efforts, et tôt ou tard, vous en récolterez les fruits.

Théocrite, poète grec, affirma : « En persévérant, on arrive à tout ».

Comment pouvez-vous être persévérant ?

Recherchez la progression et non la perfection. Acceptez les hauts et les bas, continuez d'avancer malgré les échecs et les rechutes. Si je devais définir la persévérance, mon cœur dirait que persévérant n'est pas celui qui ne tombe jamais, mais celui qui se relève toujours et continue d'avancer.

Il est important d'être bien entouré, car vous aurez besoin d'encouragement, et la famille et les amis sont une excellente source de soutien.

Enfin, cultivez la patience, car vous devez comprendre que les résultats peuvent prendre du temps. Continuez, continuez et continuez.

3. La détermination

Il était une fois, dans un village près de Bordeaux, un petit homme du nom de Tiko. À proximité du village, se dressait un rocher imposant, qui semblait inaccessible pour la plupart des humains.

Un jour, Tiko décida de le gravir, défiant les doutes et murmures des autres villageois qui estimaient cela impossible.

Chaque jour, Tiko se rendait devant le rocher, grimpant centimètre par centimètre malgré les obstacles qui s'y trouvaient.

Les autres, intrigués par sa détermination, vinrent le regarder. Beaucoup se moquaient de lui, croyant qu'il ne réussirait jamais à atteindre le sommet. Plusieurs semaines passèrent, Tiko atteignit le sommet du rocher. Les autres insectes réalisèrent que la détermination de Tiko avait triomphé. Notre héros redescendit et leur dit : « Si la détermination guide vos pas, alors rien n'est impossible ; même les plus grands défis peuvent être relevés ».

Il existe une différence entre la détermination et la persévérance. La détermination, c'est l'action d'établir un objectif, tandis que la persévérance, c'est continuer sur cette ligne malgré les difficultés.

4. La patience

« Le lion et le rat » de Jean de la Fontaine

« Il faut, autant qu'on peut, obliger tout le monde :
On a souvent besoin d'un plus petit que soi.
De cette vérité deux Fables feront foi,
Tant la chose en preuves abonde.
Entre les pattes d'un Lion
Un Rat sortit de terre assez à l'étourdie.
Le Roi des animaux, en cette occasion,
Montra ce qu'il était, et lui donna la vie.
Ce bienfait ne fut pas perdu.
Quelqu'un aurait-il jamais cru
Qu'un Lion d'un Rat eût affaire ?
Cependant il avint qu'au sortir des forêts
Ce Lion fut pris dans des rets
Dont ses rugissements ne le purent défaire.
Sire Rat accourut, et fit tant par ses dents
Qu'une maille rongée emporta tout l'ouvrage,
Patience et longueur de temps
Font plus que force ni que rage. »

Jean-Jacques Rousseau a affirmé : « La patience est amère, mais ses fruits sont doux ».

Dans votre quête de perte de poids, vous allez devoir apprendre à être patient, car vous ne verrez pas les résultats en quelques jours. Mais vous devez avoir confiance dans le processus.

5. La motivation

« Ils ne savaient pas que c'était impossible, alors ils l'ont fait », disait Abbé Pierre.

Paul Valéry disait : « Le grand triomphe de l'adversaire, c'est de vous faire croire ce qu'il dit de vous ».

Romain Rolland disait : « Quand on ose, on se trompe souvent. Quand on n'ose pas, on se trompe toujours ».

Winston Churchill disait : « Le succès, c'est se promener d'échec en échec tout en restant motivé ».

Un proverbe africain dit : « C'est en essayant encore et encore que le singe apprend à bondir ».

Un proverbe indien dit : « Si tu vois tout en gris, déplace l'éléphant ! »

Dans votre quête de perte de poids, beaucoup critiqueront votre parcours, mais ne les écoutez pas et continuez d'avancer sans vous retourner.

6. La résilience

La fable de la fougère et du bambou

« Un jour, j'ai décidé de m'avouer vaincu : j'ai démissionné de mon travail, j'ai quitté ma compagne et ma vie. Je me suis rendu dans la forêt pour parler avec un vieil homme qui, paraît-il, était un sage.
– Pourriez-vous me donner une bonne raison de ne pas m'avouer vaincu ? – lui ai-je demandé.
– Regarde autour de toi, m'a-t-il répondu. Tu vois la fougère et le bambou ?
– Oui, ai-je répondu.
– Quand j'ai semé les graines de la fougère et du bambou, j'ai fait très attention. La fougère a grandi très vite. Son vert brillant a recouvert le sol. Mais la graine de bambou n'a rien donné. Je n'ai pourtant pas renoncé au bambou.

La deuxième année, la fougère est devenue encore plus brillante et abondante, mais de nouveau, la graine de bambou n'a rien donné. Mais je n'ai pas renoncé au bambou.

La troisième année, la graine de bambou n'a toujours rien donné. Mais je n'ai pas renoncé au bambou.
La quatrième année, de nouveau, la graine de bambou n'a rien donné. Mais je n'ai pas renoncé au bambou.

La cinquième année, une petite pousse de bambou est sortie du sol. En comparaison avec la fougère, elle était bien sûr très petite et insignifiante.

La sixième année, le bambou a grandi de plus de 20 mètres de haut. Il avait passé cinq ans à faire des racines pour le soutenir. Ces racines l'ont rendu fort et lui ont donné ce dont il avait besoin pour survivre. Sais-tu que tout ce temps où tu t'es battu, en réalité, tu as formé des racines ? Le bambou a un rôle différent de celui de la fougère, et pourtant, tous les deux sont nécessaires et embellissent la forêt.

Ne regrette pas un jour de ta vie. Les bons jours t'apportent du bonheur. Les mauvais jours t'apportent de l'expérience.

Tous deux sont essentiels à la vie. Le bonheur te rend doux. Les tentatives te rendent fort. Les peines te rendent humain. Les chutes te rendent humble. La réussite te rend brillant... Si tu ne réussis pas ce que tu veux faire, ne perds pas espoir, car peut-être que tu es seulement en train de fabriquer des racines... »

J'aime beaucoup cette fable car elle nous enseigne une belle leçon de résilience. La résilience est la capacité de faire face aux adversités de la vie, de les assumer et d'en sortir renforcé.

Dans votre quête de perte de poids, vous ferez face à des jours difficiles. La perte de poids durable nécessite un changement de mode de vie, abandonner ses mauvaises habitudes au profit de bonnes habitudes. La résilience vous aidera à accepter ces changements, à persévérer dans vos nouvelles habitudes.

La relation avec la nourriture est souvent liée à nos émotions, et la résilience nous permet de faire face aux émotions négatives telles que la tristesse et le stress sans avoir recours à la nourriture comme mécanisme de gestion émotionnelle. Certaines personnes se réfugient dans le sucre lorsqu'elles traversent des situations difficiles, mais c'est une erreur, car cette réaction revient à « manger ses émotions ». La résilience vous permet également d'être ouvert à l'apprentissage. Par exemple, si une stratégie ne fonctionne pas, la résilience vous pousse à ajuster vos méthodes plutôt qu'à abandonner.

7. L'organisation

La métaphore des gros cailloux, une histoire pleine d'enseignements et de sagesse.

Un jour, un vieux professeur rempli de sagesse s'adresse à ses élèves. Le vieux prof leur dit : « Nous allons réaliser une expérience ». Il prit un grand pot qu'il posa délicatement en face de lui. Ensuite, il prit une douzaine de cailloux qu'il mit dans le grand pot.

Lorsque le pot fut rempli jusqu'au bord, il demanda : « Est-ce que le pot est plein ? »

Tous répondirent : « Oui ». « Vraiment ? » Alors, il prit un récipient rempli de graviers et versa ce gravier sur les gros cailloux puis remua le pot. Les graviers s'infiltrèrent entre les gros cailloux jusqu'au fond du pot.

Le vieux prof demanda encore : « Est-ce que le pot est plein ? »

L'un des élèves répondit : « Probablement pas ! » « Bien », dit le professeur.

Il prit alors un bac de sable qu'il versa dans le pot. Le sable alla remplir les espaces entre les gros cailloux et le gravier. Encore une fois, il demanda : « Est-ce que le pot est plein ? » Cette fois, sans hésiter, les élèves répondirent « Non ! ».

« Bien ! » dit le vieux prof. Il prit alors un pichet d'eau et remplit le pot jusqu'à ras bord. Le vieux prof demanda finalement : « Quelle grande vérité nous démontre cette expérience ? »

Un des élèves, songeant au sujet du cours, répondit : « Cela démontre que, même lorsqu'on croit que notre agenda est complètement rempli, si on veut vraiment, on peut y ajouter plus de rendez-vous, plus de choses à faire ».

« Non », dit le vieux prof, ce n'est pas cela ! La grande vérité que nous montre cette expérience est la suivante : si on ne met pas les gros cailloux en premier dans le pot, on ne pourra jamais les faire entrer tous.

La morale de l'histoire : dans la vie, nous devons faire des choix, prendre des décisions et gérer nos priorités. Une mauvaise organisation et gestion de tous ces éléments peuvent avoir des conséquences désastreuses, nous conduire à passer à côté de ce qui est vraiment important. Il est donc essentiel de prioriser nos choix pour distinguer l'essentiel du futile.

Vous demandez-vous pourquoi j'utilise des histoires pour communiquer mes idées ? Je suis convaincu que c'est le meilleur moyen de toucher votre cœur. Vous pourriez vous demander pourquoi je cherche à toucher votre cœur. La réponse est simple : j'ai vécu la tristesse d'un poids excessif, j'ai connu la solitude. Est-ce mal de vouloir le bien de son prochain ?

Je suis certain que désirer le bien de son prochain est non seulement louable, mais essentiel pour que nous puissions tous vivre ensemble dans la paix. C'est par amour sincère pour mon prochain que je prends ma plume pour écrire ces lignes.

8. Entourez-vous de bonnes personnes

Cette huitième clé est très importante ; il ne faut surtout pas la négliger. Dans votre quête de perte de poids, vous allez traverser des moments difficiles, parfois douter, et avoir besoin d'encouragement. Évitez donc de vous entourer de personnes négatives. Vous avez besoin d'ondes positives, alors éloignez-vous de toute personne ou divertissement négatif.

Discutez avec vos amis et les membres de votre famille. Expliquez-leur que vous avez pris la décision de changer vos mauvaises habitudes pour redéfinir votre corps. Parlez-leur de votre plan d'action et demandez-leur d'être là pour vous, de vous aider à respecter vos décisions, de vous encourager. Passez du temps avec vos proches et avec les animaux. Les animaux sont si beaux. Personnellement, quand j'en vois un, je l'admire et le caresse si possible.

Mon livre s'appelle "Maigrir avec le Sourire" car je souhaite que vous preniez plaisir à développer de nouvelles bonnes habitudes.

TROISIÈME PARTIE
L'ALIMENTATION

1. Aliments ultra-transformés : que dit la littérature scientifique

Des études scientifiques ont montré l'impact des aliments ultra-transformés sur notre santé. On peut définir les aliments ultra-transformés comme des produits qui ont subi une série de procédés industriels comprenant très souvent plusieurs ingrédients, dont certains sont fabriqués en usines grâce à des technologies et méthodes industrielles. On va, par exemple, ajouter de nombreux additifs, exhausteurs ou encore antioxydants pour modifier la texture, le goût et la durée de conservation.

En 2009, le Pr Carlos Monteiro, dans une étude épidémiologique, a conclu avec son groupe de recherche brésilien que : « Les principaux facteurs, dans l'étude de l'alimentation et de la santé, ne sont plus les nutriments ou les aliments, mais bien le traitement subi par ces aliments et les nutriments qu'ils contiennent naturellement avant leur achat et leur consommation ». On comprend que le problème n'est pas l'aliment lui-même, mais le traitement qu'il subit.

Quelle est la différence entre les chips industrielles et une pomme de terre découpée en frite et cuite au four sans huile ? Les deux sont à base de pommes de terre, n'est-ce pas ? Eh bien, la pomme de terre est excellente pour la santé lorsqu'elle est cuite à la vapeur ou au four. La chips, elle, après avoir été découpée en lamelles, va être colorée, plongée dans la friteuse, salée, puis on va y ajouter de nombreux additifs et produits industriels. Je ne vous parle même pas du boom calorique des chips, comptant plus de 400 calories pour 100 g, contre 90 calories pour 100 g de pomme de terre à la vapeur.

Dans certains pays, les aliments ultra-transformés représentent plus de 50% de l'apport énergétique global. Ces aliments sont faciles à consommer, bien souvent il suffit de les réchauffer. À cela s'ajoute la pression médiatique et publicitaire qui nous pousse sans cesse à en consommer, à en acheter en masse. Certains font même croire que tel aliment permet de perdre tel type de graisse.

Le secret de la perte de poids est la combinaison d'une alimentation équilibrée, d'une activité physique régulière et d'un sommeil de qualité. À cela s'ajoute un léger déficit calorique pour perdre du gras. Mais nous en reparlerons dans les prochaines pages en détails.

Les scientifiques ont remarqué que chez les adultes, l'alimentation ultra-transformée est responsable de cancer, de diabète de type 2, de maladies cardiovasculaires, de syndrome de l'intestin irritable, de dépression. Chez les enfants, des problèmes d'asthme, de dépression, d'isolement et surtout de surpoids peuvent à long terme développer de nombreuses maladies.

N'oubliez pas que la santé commence dans l'assiette ; aujourd'hui, l'alimentation ultra-transformée est si présente qu'elle est devenue une épidémie ! En France, plus de 20% de la population est obèse, un chiffre qui ne cesse de croître depuis plus de 20 ans.

Aux États-Unis, l'obésité est l'un des problèmes de santé les plus cités. En 1985, l'obésité ne dépassait pas les 15% dans chaque État. En 2010, l'obésité chez les adultes est estimée à plus de 35%, et chez les enfants et les adolescents à plus de 16%. Les chaînes de restauration rapide augmentent, les graisses traditionnelles sont remplacées par l'huile de palme, le sucre est omniprésent, ce qui nous pousse à manger toujours plus et en grande quantité. C'est une catastrophe.

En parallèle, les modes de vie sont devenus de plus en plus sédentaires. Le déséquilibre entre le nombre de calories dépensées et le nombre de calories consommées est l'une des causes de l'obésité. Les médecins et les scientifiques confirment que la sédentarité est la principale cause de l'obésité. L'Organisation mondiale de la Santé affirme que près de 1,4 milliard d'adultes risquent de développer une maladie en lien avec le manque d'activité physique. Pas besoin d'aller à la salle de sport 7 jours sur 7, il vous suffit de pratiquer un sport régulièrement, vous pouvez marcher pour les déplacements quotidiens, privilégier les escaliers au lieu des ascenseurs.

Des études scientifiques affirment aussi que le stress, les inquiétudes plongent beaucoup de personnes à se réfugier dans la nourriture. Une alimentation riche en sucre, en graisse, stimule le stockage des graisses.

Depuis quelques années, de nouvelles études confirment un lien étroit entre une alimentation riche en sucre et des symptômes dépressifs. Une consommation importante d'aliments ultra-transformés est associée à un risque de dépression. La santé mentale n'est pas épargnée.

L'équipe de Tasmime Akbaraly, chercheuse à l'Institut national de la santé et de la recherche médicale au Centre de recherche en épidémiologie et santé des populations à Paris, est à l'origine de ces travaux. Elle a montré qu'un déséquilibre alimentaire, riche en acides gras et pauvre en fruits et légumes, est associé à un pic de dépression. Après avoir analysé l'effet des aliments ultra-transformés, la chercheuse explique : « Il a été montré que ces produits favorisent le stress oxydatif et l'inflammation, et qu'ils modifient le microbiote intestinal ou encore l'expression du génome. Il n'est donc pas exclu qu'ils aient un impact sur la santé mentale, connue pour être sensible à ces différents facteurs ». Tasmime Akbaraly conclut : « Ces produits ultra-transformés sont déjà fortement déconseillés par les pouvoirs publics, qui recommandent de cuisiner soi-même des aliments dans leur forme la plus naturelle : légumes, viandes, poissons, farine complète… Ce travail renforce encore la pertinence du message. N'oublions pas que la santé mentale est aujourd'hui une priorité de santé publique, notamment dans le contexte d'une augmentation des troubles dépressifs depuis la pandémie de Covid-19, en particulier chez les jeunes ».

Parlons des boissons gazeuses sucrées comme les sodas, ces boissons sont très dangereuses car elles sont très riches en sucre blanc, sucre non naturel qui est ajouté. Une petite bouteille de 50 cl de sodas contient plus de 50 g de sucre, loin des 25 g de sucre quotidien recommandé par l'OMS (Organisation mondiale de la santé). Les études montrent que boire trop sucré augmenterait le risque de décès précoce. Également, les consommateurs de boissons sucrées présentent une augmentation de plus de 17% du risque d'obésité, reconnu comme un facteur de risque important pour de nombreux cancers. Ces études révèlent qu'il suffit seulement de 100 mL, soit un petit verre, pour ressentir à long terme les effets négatifs des boissons sucrées. Des chercheurs américains ont publié dans le journal « Circulation » qu'ils estiment à 184 000 le nombre de décès chez l'adulte à travers le monde avec une grande partie liée au diabète. Cependant, si vous voulez boire un jus d'orange, pressez-le vous-même. Le sucre est omniprésent, sodas, jus de fruits, alcool, il est vraiment partout alors limitez votre consommation de ces produits. Votre meilleur ami est l'eau, fidèle, elle prendra soin de votre corps. Le problème du sucre blanc, saccharose, est qu'il ne présente aucun bénéfice sur le plan nutritionnel d'après le professeur Dariush Mozaffarian, expliquant que la réduction, voire l'élimination du sucre pourrait sauver des milliers de vies.

Donc, pour commencer à perdre du poids, il faut éliminer l'alimentation ultra-transformée et les boissons sucrées autant que possible. Et quelle est la meilleure solution pour lutter contre les aliments ultra-transformés ? Les cuisiner ! En effet, la meilleure façon de manger moins d'aliments ultra-transformés est de cuisiner, car dans le cas où vous cuisinez des aliments, vous allez les transformer vous-même sans y ajouter des additifs, par exemple, assurant ainsi un meilleur contrôle des ingrédients. Mais oui, c'est vrai, cuisiner demande des efforts. Il faut du temps pour planifier les repas, acheter les aliments et les préparer, et nous allons en parler dans le chapitre qui suit.

2. La métamorphose de ma nutrition

Me retrouver face à mes anciennes photographies a été une douloureuse réalité. J'ai compris que je devais devenir le chef de ma cuisine, abandonner les sodas, boire 2 litres d'eau par jour, renoncer aux produits industriels et échanger le sucre blanc avec le trésor de la ruche : le miel.

Notre cerveau est l'architecte de nos émotions, celui qui initie nos actions. Il demande une énergie constante.

L'importance d'une alimentation équilibrée va au-delà de la simple nourriture. C'est un élément essentiel de la santé physique et mentale. Une alimentation saine fournit les nutriments nécessaires pour le bon fonctionnement du corps, la réparation cellulaire, le maintien d'un système immunitaire fort, et elle constitue un pilier de la croissance. Ces nutriments riches en antioxydants protègent notre cerveau du stress oxydatif. Enfin, elle contribue au maintien d'un poids stable, indispensable pour prévenir divers problèmes de santé, tels que le diabète de type 2, les maladies cardiovasculaires et d'autres troubles métaboliques.

Les mauvaises habitudes alimentaires ont eu un impact immense sur mon corps et ma santé mentale. Lorsque j'ai atteint les 120 kg, devant mon miroir, j'ai réalisé l'impact négatif de mes mauvais choix alimentaires au cours des derniers mois.

Psychologiquement, j'étais triste, je ne me reconnaissais plus. La réalité fut un choc si puissant que j'en ai pleuré pendant une dizaine de jours. Lorsque la décision de transformer mon corps envahit mon cœur et mon esprit, la première étape fut de cuisiner moi-même mes repas. Fini la nourriture industrielle, finis les sodas sucrés.

J'ai étudié la littérature scientifique chaque jour. Finies mes lectures sur l'entrepreneuriat ou l'univers des entreprises. Il était temps de devenir un expert dans l'art de bien manger.

Environ 8 heures de lecture par jour pour comprendre comment fonctionne notre corps, l'impact des aliments. À ce moment-là, j'ai décidé d'apprendre à cuisiner. Les semaines passèrent, et j'ai commencé à mettre en place mon plan de combat contre ces mauvaises graisses.

Dans mes pensées, une vérité résonne avec force : « On est ce qu'on mange ». Cette idée simple m'a captivé.

Notre magnifique planète, que j'aime tant, mérite notre attention, car elle prend soin de nous à travers ses ressources naturelles. Au début de ma métamorphose, j'avais rencontré un apiculteur avec qui j'ai passé plusieurs heures à discuter. Sa vision du miel a suscité en moi un intérêt profond pour les bienfaits remarquables de ce trésor. J'ai entrepris une étude approfondie sur cette création précieuse des abeilles.

J'ai appris qu'il est indispensable pour la santé grâce à sa composition très riche en nutriments. Le miel, notre héros, est une source naturelle d'énergie, combinant glucose et fructose. Le miel offre une protection aux cellules du corps contre les radicaux libres, ses propriétés antibactériennes naturelles agissant comme une barrière contre la propagation de bactéries. J'ai découvert également qu'il possède des propriétés cicatrisantes et apaisantes, un traitement naturel pour les plaies réduisant ainsi le risque d'infections. Au-delà des bienfaits physiques, le miel prend soin de notre système digestif contre les ulcères et les maux d'estomac.

Pour récolter 1 kilo de miel, il faut environ 6000 abeilles qui butinent près de 800 000 fleurs, parcourant ainsi près de 40 000 km, soit la moitié de la distance de la terre à la lune. À chaque fois que je vois des abeilles aujourd'hui, je les regarde avec admiration. Fini le sucre blanc. Je l'ai remplacé par le miel. Finis les sodas sucrés, je les ai remplacés par de l'eau, du café et du thé au miel.

Ensuite, la planète nous offre une grande variété de légumes, de fruits et de graines. La deuxième étape a été d'incorporer dans mes repas une grande quantité de fruits et légumes.

J'ai dû apprendre à aimer les légumes, et pour cela, rien de mieux que de les cuisiner pour y mélanger des saveurs, des épices, et modifier leur méthode de cuisson pour rendre chaque plat plus délicieux.

Priorisez les légumes dans votre alimentation pour bénéficier de leurs vitamines, minéraux, fibres et phytonutriments, essentiels pour la santé, la gestion du poids et le ralentissement du vieillissement. Leur combinaison parfaite de fibres et de nutriments favorise le maintien d'un poids santé. Consommez un large éventail de légumes de toutes les couleurs chaque jour pour assurer une bonne santé. Si vous n'êtes pas habitué aux légumes, commencez par ceux que vous aimez, crus, cuits, ou sautés. Optez pour des légumes frais, de saison, de préférence locaux, ou des légumes congelés bien emballés. En plus d'être très faibles en calories, participer à la préparation des repas donne vie aux saveurs.

J'ai donc divisé mon assiette en trois, 50% de légumes, 30% de glucides et 20% de protéines.

Dans les prochaines pages, je vous partagerai mes recettes saines.

Je n'ai jamais aimé les haricots verts, mais quand j'ai commencé à y mettre de l'huile d'olive, des épices comme le paprika, ma bouche a apprécié et mon cœur m'a remercié.

Bien sûr, je vous ai parlé des légumes, mais ne négligeons pas les fruits, doux cadeaux de la nature. Chaque groupe alimentaire, comme des pièces d'un puzzle, se complète pour créer une symphonie nutritionnelle, une harmonie dans l'équilibre alimentaire.

Les fruits, riches en sucre naturel, sont des dons bienveillants de notre mère Terre. En ces temps où nous devons choisir entre les produits de l'industrie alimentaire et les bienfaits naturels de la planète, il est préférable de se tourner vers nos racines, là où la terre nous offre ses dons authentiques.

Il n'y a rien de mal à déguster un gâteau fait maison ou à se faire plaisir occasionnellement chez le pâtissier. Cependant, il faut éviter la surconsommation, qui peut potentiellement mener à une dépendance au sucre selon certaines études. Pour prévenir cela, il est recommandé de savourer les produits de la terre avec modération, en réservant les moments spéciaux pour les repas au restaurant ou les plaisirs sucrés chez le pâtissier.

Il est important de noter que la clé pour une nutrition optimale réside dans la diversité. En intégrant une variété de fruits dans votre alimentation, vous créez une expérience sensorielle riche, chaque saveur contribuant de manière unique à votre bien-être global.

Une fois que le sucre a été remplacé par le sucre naturel et que les fruits et légumes occupent une place importante dans mon alimentation, il est temps de parler des glucides et des protéines.

En ce qui concerne les glucides, j'apprécie particulièrement le riz et les pâtes complètes. Je consommais environ 200 g de riz cru ou de pâtes complètes par jour. Il ne faut pas diaboliser les glucides, mais plutôt en manger de façon équilibrée.

Les glucides, aussi appelés « hydrates de carbone », sont des molécules organiques composées d'oxygène, d'hydrogène et de carbone. Ils sont essentiels au bon fonctionnement de notre corps, servant de carburant énergétique principal, notamment pour les muscles, le cerveau, le cœur et les globules rouges. L'organisme utilise les glucides sous forme de glucose, transformant le glucose par le foie pour le rendre utilisable dans le sang.

Si le glucose n'est pas immédiatement converti en énergie, il est stocké dans le foie et les muscles sous forme de glycogène pour une utilisation future. Lorsque le corps a besoin d'énergie, il décompose le glycogène en glucose. C'est pourquoi les sportifs de haut niveau sont encouragés à consommer beaucoup de glucides avant une compétition pour constituer des réserves de glycogène.

Le cerveau utilise principalement le glucose comme source d'énergie, nécessitant environ 140 g par jour, soit environ 5 g par heure. Les muscles ont également besoin de beaucoup de glucides pour soutenir l'effort pendant les entraînements, avec un taux idéal de 4 à 6 g/kg pour les sportifs.

Les glucides ont un effet hyperglycémiant, absorbant rapidement les sucres simples pour élever la glycémie, ce qui est utile en cas de crises hypoglycémiques et essentiel pour les performances sportives et la récupération.

Les fibres alimentaires, à la différence des autres glucides, ralentissent l'assimilation des sucres, régulant la glycémie pour prévenir l'hyperglycémie ou le diabète. Les différents types de glucides travaillent ensemble pour maintenir l'équilibre du taux de sucre dans le sang.

Les fibres alimentaires contribuent également à la sensation de satiété, aidant à perdre du poids ou à attendre le prochain repas. Les glucides influent également sur la qualité de notre sommeil.

Les glucides sont importants, il ne faut pas les éliminer. Donc, ne faites pas de régime en les supprimant ; il vous suffit de maîtriser leur quantité et bien sûr d'être actif pour que votre corps utilise l'énergie que vous lui apportez.

Les protéines favorisent la perte de poids.

Les protéines procurent une sensation de satiété prolongée, favorisant ainsi la perte de poids. Elles nourrissent les muscles tout en réduisant la masse grasse, ce qui est bénéfique dans le cadre d'un régime protéiné. Un apport adéquat en protéines maintient la masse musculaire tout en stimulant le développement musculaire. Les protéines nécessitent du temps et de l'énergie pour être digérées, prolongeant ainsi la satiété et augmentant la dépense énergétique.

Il est crucial de ne pas se concentrer uniquement sur les protéines d'origine animale. Les protéines végétales, présentes dans les légumineuses, les oléagineux, les graines et les céréales, sont d'excellente qualité et fournissent des nutriments essentiels.

Une consommation personnelle d'environ 1 g de protéine par kilo de poids corporel était suffisante pour moi. L'équilibre et la modération sont les clés.

Voici la conclusion de ma transformation physique : j'ai éliminé le sucre blanc, cuisiné moi-même mes repas en maintenant un équilibre entre légumes, protéines et glucides, 2 L d'eau par jour, tout en me faisant plaisir de temps en temps.

Je n'ai jamais exclu les restaurants ni les soirées apéro occasionnellement. Quel a été le résultat ? Le premier mois, j'ai perdu 7 kg. Cela m'a tellement motivé à continuer. Mon intérêt s'est également porté sur le jeûne intermittent, que j'ai commencé à pratiquer au bout du deuxième mois.

J'ai fait un investissement sur le long terme, optant pour le rééquilibrage de mon alimentation plutôt que la privation, afin de maintenir mon plan d'action et d'éviter toute frustration qui pourrait mener à l'abandon.

Une activité que j'aimais particulièrement était la marche. C'est pendant ces moments que des questions profondes me venaient à l'esprit. Comment avais-je pu prendre autant de poids ? Pourquoi avais-je perdu l'équilibre qui me tenait à cœur ? Oui, je parle bien d'équilibre, car j'avais donné une importance démesurée au travail et à la croissance de mes entreprises, négligeant un élément crucial de la réussite : la santé.

Le côté positif de cette prise de poids excessive était que ma peau n'en avait pas souffert. Mon ventre était gonflé, mes joues également, mais ma peau restait d'une qualité remarquable, à l'exception de mon visage où de légers épisodes acnéiques se manifestaient, résultat d'une alimentation excessivement sucrée selon ma dermatologue. Ainsi, entre mes marches, mes moments d'introspection et mes questionnements, j'ai compris que je devais aimer autant le sport que la finance.

Mon poids, qui était une source de tristesse, a suscité en moi le désir ardent de m'aimer. Pendant des semaines, j'ai exploré la littérature scientifique, plongeant dans les profondeurs du jeûne intermittent. Il est temps de lever le voile sur cette pratique, de révéler les secrets d'un corps qui fonctionne comme son propre réfrigérateur, stockant de la graisse. Un frigo à vider avant de faire ses courses dans le supermarché de la vie.

Permettez-moi de vous donner un conseil pratique et sage : planifiez vos repas à l'avance ! Personnellement, je cuisinais des plats pour trois jours que je conservais dans des récipients hermétiques. Ainsi, une fois les repas prêts, il me suffisait de les réchauffer, me laissant plus de temps pour d'autres activités comme le sport, le repos, la lecture, et bien d'autres encore.

Cette prise de conscience m'a motivé à devenir un athlète accompli, battant des records au développé couché, au marathon, aux pompes, aux tractions... Trouver un équilibre dans la vie m'a permis de repousser mes limites. Et aujourd'hui, courir un semi-marathon ne me fatigue plus du tout... Ainsi, l'équilibre est la clé.

Maintenant, passons à l'action. Je vais vous dévoiler mes recettes saines qui m'ont permis de rester équilibré tout en savourant chaque repas avec le sourire.

3. Mes repas

Mes desserts favoris

Tiramisu Banane Café

On écrase à la fourchette 2 bananes pour les réduire en purée. On prépare un petit café. Dans un bol, on mélange 70 g de flocons d'avoine avec les bananes écrasées. On y ajoute le café et on continue de mélanger. Dans un autre bol, on mélange 150 g de fromage blanc et 30 g de miel. On verse le tout dans le bol recouvrant l'avoine mélangé aux bananes. Direction le frigo. 3 h plus tard : Régalez-vous.

Pancakes à la banane

Écrasez une banane à la fourchette pour la réduire en purée. On mélange un œuf avec la purée obtenue. On y ajoute 3 g de levure chimique,

1 pincée de sel et 35 g de lait végétal. On mélange jusqu'à obtenir une pâte lisse. Déposez une louche de pâte et laissez cuire pendant 70 secondes de chaque côté. Pour accompagner les pancakes : du miel.

Fondant au chocolat

Préchauffez votre four à 190 °C. Dans un saladier, cassez 3 œufs puis mélangez avec 180 g de compote de pomme sans sucre ajouté et 200 g de chocolat noir fondu. Ajoutez 1 sachet de levure chimique, 70 g de farine, 1 petite cuillère de miel, 30 g de sucre de canne. Mélangez jusqu'à l'obtention d'une pâte homogène. Versez la pâte dans votre moule à gâteau huilé puis enfournez 20 à 25 minutes (petit conseil : avec la pointe de votre couteau, vérifiez la cuisson).

Yaourt grec - miel

Mélangez 150 g de yaourt grec avec 30 g de miel. Ajoutez-y des morceaux de fruits. C'est un dessert que je mangeais très souvent après mes repas.

Mes repas favoris

Je tiens à préciser que chacun de mes repas était accompagné de 250 g d'haricots verts ou 250 g d'autres légumes crus en fonction de la saison. Je mangeais également à la fin de chaque repas 2 fruits.

Poulet Riz

Dans une casserole, faites fondre 20 g de beurre, faites dorer les oignons, puis ajoutez deux poivrons et deux tomates. Ajoutez les épices : curcuma, paprika, piment d'Espelette, sel. Versez un demi-verre d'eau, couvrez et laissez cuire pendant 12 minutes tout en remuant de temps en temps. En parallèle, dans une autre casserole, faites cuire votre riz. Coupez 130 g de blanc de poulet en lanières, faites-les dorer dans une poêle chaude pendant 3 minutes de chaque côté. Ensuite, plongez le poulet dans la casserole pour qu'il termine sa cuisson tranquillement. Une fois prêt, servez le riz dans une assiette et versez par-dessus le poulet accompagné de sa sauce.

Frites Steak

Préchauffez le four à 230 °C. Épluchez 220 g de pommes de terre, puis taillez-les en frites. Étalez les frites sur une plaque de four recouverte de papier cuisson. Ajoutez des épices et herbes sèches sur vos frites : paprika, coriandre, etc. Enfournez pendant environ 30 minutes jusqu'à ce qu'elles soient bien dorées. En parallèle, faites cuire un steak (5% de matières grasses). Pour colorer votre assiette, ajoutez 150 g de légumes crus.

Haricot Rouge - Jambon - Pain

Dans une poêle, versez une boîte de conserve d'haricots rouges égouttés. Ajoutez 10 g de beurre, puis mélangez. Ajoutez une petite conserve de maïs. Ajoutez des épices : curcuma, curry, poivre, sel. Mélangez le tout, puis fermez le couvercle à feu doux pendant une dizaine de minutes. Servez dans une assiette accompagnée de 120 g de jambon de Paris et 50 g de pain complet.

Pâtes - Saumon

Faites cuire des pâtes. Une fois les pâtes cuites, égouttez-les et ajoutez 20 g de beurre. Assaisonnez avec du poivre et du sel, puis ajoutez 20 g de crème fraîche et mélangez. Servez dans une assiette et ajoutez 100 g de saumon. Pour colorer votre assiette, ajoutez des légumes.

Jambon-Purée

Épluchez et coupez les pommes de terre en gros morceaux. Faites-les cuire pendant 20 minutes dans de l'eau salée jusqu'à ce qu'elles soient suffisamment molles pour pouvoir s'écraser. En fin de cuisson, faites tiédir le lait. Égouttez vos pommes de terre et vos gousses d'ail dans une passoire, puis écrasez-les à la fourchette ou au presse-purée dans un saladier, en ajoutant progressivement le lait tiède, la crème fraîche et le beurre. Il ne vous reste plus qu'à assaisonner avec du sel, du paprika et du poivre. Accompagnez de 150 g de jambon et de quelques tomates.

Voilà chers lecteurs quelques idées de repas que je souhaitais partager avec vous. Bien sûr, il y en a d'autres, mais le but de cet ouvrage n'est pas de vous proposer des idées de recettes, mais plutôt de vous révéler les clés qui m'ont permis de perdre du poids.

Il est temps de parler avec vous d'un deuxième élément décisif dans la perte de poids : le jeûne intermittent.

QUATRIÈME PARTIE
LE JEÛNE INTERMITTENT

1. Jeûne intermittent : que dit la littérature scientifique

L'idée du jeûne m'a intrigué grâce à des vidéos sur YouTube et des articles en ligne, en particulier les travaux de Yoshinori Ohsumi, lauréat du Prix Nobel de médecine en 2016 pour ses contributions à l'autophagie.

Depuis des siècles, l'humanité cherche à atteindre la jeunesse éternelle. Notre corps a la capacité de se renouveler naturellement, un processus appelé autophagie ou autophagocytose, venant du latin "auto" signifiant "soi-même" et du grec "phagein" signifiant "digérer". Ainsi, ton organisme recycle efficacement ses ressources en décomposant et en réutilisant les éléments endommagés ou défectueux, tels que les protéines mal pliées ou les composants individuels de tes cellules.

L'autophagie est un processus naturel essentiel pour tes cellules, assurant le maintien de leur qualité. Lorsqu'un élément d'une cellule cesse de fonctionner correctement, il est dégradé et ses restes chimiques sont recyclés. L'autophagie a pour objectif de fournir à l'organisme de nouvelles molécules telles que des acides aminés, des acides gras ou des glucides. Par exemple, une protéine est décomposée en acides aminés qui peuvent être réutilisés pour la formation de nouvelles protéines. Ainsi, le corps se régénère et s'auto-nettoie.

Ce processus bénéficie également au système immunitaire. Grâce à l'autophagie, les agents pathogènes ou les substances étrangères qui ont pénétré dans la cellule peuvent être neutralisés. L'autoréparation des cellules revêt une grande importance, notamment en médecine, où elle est étudiée pour lutter contre diverses maladies neurodégénératives, telle que la maladie de Parkinson.

Quand on jeûne sur une longue période, le taux d'insuline reste constamment bas. Le corps interprète cela comme un signal de manque d'approvisionnement énergétique par l'alimentation et commence à puiser dans ses propres réserves. Il commence par utiliser les réserves de glucose dans les muscles, le foie et les cellules graisseuses. Ensuite, il s'attaque aux structures cellulaires endommagées, marquant ainsi le début de l'autophagie. La dégradation de ces structures libère de nouvelles réserves. À l'inverse, quand on s'alimente régulièrement, ces processus ne se produisent pas. L'autophagie et le jeûne intermittent sont interconnectés, car pendant le jeûne, l'organisme tire de ses propres réserves l'énergie dont il a besoin. L'autophagie intervient en mettant à disposition de l'organisme les nutriments nécessaires en cas d'urgence. Des études suggèrent que ce processus pourrait également contribuer à ralentir le vieillissement. Selon certaines recherches, des éléments tels que le jeûne intermittent, la consommation de café, un déficit calorique et l'exercice pourraient stimuler l'autophagie.

Le jeûne intermittent, caractérisé par des périodes d'abstinence alternées avec des périodes de nutrition, se distingue des régimes classiques en mettant l'accent sur le timing des repas plutôt que sur le choix des aliments. Plusieurs méthodes, telles que le 16/8, où l'on jeûne pendant seize heures et mange sur une fenêtre de huit heures, existent. Ayant exploré le 16/8, le 20/4 et le 23/1, je trouve chacune de ces variantes remarquables, au point d'adopter le jeûne comme une philosophie de vie.

Les bienfaits potentiels du jeûne intermittent sur la santé comprennent la perte de poids, l'amélioration de la sensibilité à l'insuline et la réduction de l'inflammation. Cependant, il est crucial de noter que cette pratique ne convient pas à tout le monde. Il est recommandé de consulter un professionnel de la santé avant de l'adopter, en particulier pour ceux ayant des problèmes de santé préexistants.

Des études sur des modèles animaux suggèrent que le jeûne, en activant des mécanismes de protection et de réparation, pourrait contribuer à prolonger la durée de vie en limitant le stress oxydatif et en restreignant la production de radicaux libres liés au vieillissement et à diverses pathologies. Ainsi, le jeûne émerge comme un gardien des cellules, préservant la santé au fil du temps.

"C'est prouvé, le jeûne est bénéfique pour la santé", affirme Tzipi Strauss, fondateur d'une clinique dédiée à la longévité en bonne santé au Sheba Medical Center en Israël. Satchidananda Panda, chercheur au Salk Institute for Biological Studies en Californie, spécialiste de l'horloge circadienne, le système interne qui régule le rythme de notre organisme, pratique également le jeûne intermittent. Selon ses recherches, limiter la période d'alimentation favorise la synchronisation des cellules des organes.

En 2022, les résultats d'une expérience de quatre ans menée par des scientifiques de l'École médicale du Sud-Ouest de l'Université du Texas ont été publiés. Des centaines de souris ont été suivies tout au long de leur vie. Certaines avaient accès à des mangeoires automatiques pour manger à volonté, tandis que d'autres étaient soumises à un régime hypocalorique radical avec différents horaires d'accès à la nourriture : fenêtres de 2 ou 12 heures, 24 heures sur 24, le jour ou la nuit uniquement. La simple réduction des calories augmentait la durée de vie des souris de 10 %. Couplée à une restriction de l'accès à la nourriture à deux heures pendant la nuit, période d'activité des souris, le régime augmentait de 35 % leur durée de vie.

Lorsque vous vous abstenez de manger pendant un certain temps, divers processus se déclenchent dans votre corps. Par exemple, vos niveaux hormonaux sont ajustés pour faciliter l'accès à la graisse stockée et pour initier d'importants processus de réparation cellulaire. Pendant le jeûne, les niveaux d'insuline dans le sang diminuent significativement, favorisant ainsi la combustion des graisses. De plus, les niveaux d'hormone de croissance humaine (HGH) peuvent augmenter de manière spectaculaire, ce qui facilite la combustion des graisses et la prise de masse musculaire. Une revue de 2011 a également indiqué que le jeûne intermittent entraîne moins de perte musculaire par rapport à la restriction calorique continue. En résumé, la littérature scientifique soutient que le jeûne intermittent est bénéfique pour la santé physique et mentale. Dans mon parcours de perte de poids, ce mode de vie a transformé mon corps.

2. Jeûne intermittent : mon mode de vie

Mon expérience avec le jeûne est personnelle. Il est important de noter que ce témoignage est basé sur ma propre réalité, sans problèmes de santé particuliers. Par conséquent, il est essentiel de ne pas essayer une démarche similaire sans la supervision d'un professionnel de la santé.

Au début de ma journée, je prenais toujours mon petit déjeuner à 8 h 00 avec du thé, du jus d'orange, du pain, du beurre, du Nutella et de la confiture. Cependant, vers 10 h 00, je ressentais une fatigue. Mon petit déjeuner, même sans réelle faim, devenait une habitude, un prélude à une journée prometteuse. Pour changer ma forme physique, j'ai remplacé ce petit déjeuner sucré par un déjeuner plus consistant avec du jambon, du fromage et des œufs. Mes premiers essais de jeûne visaient à comprendre l'impact de ne pas manger le matin.

Sauter le petit déjeuner s'est avéré être une source d'énergie régénérée, une vitalité retrouvée. Avec le temps, sauter le petit déjeuner est devenu habituel, un souffle bienfaisant. Pour moi, le jeûne n'est pas seulement pour perdre du poids, mais surtout pour ses bienfaits pour la santé. Je perçois mon être et mon corps comme une symbiose sacrée. Je décide d'offrir à mon corps le cadeau du repos, une pause où ses forces se régénèrent, et en retour, il me gratifie du précieux don de la santé. J'ai exploré le jeûne avec enthousiasme, allant même jusqu'à tenter un jeûne sec de quarante-huit heures.

Je m'efforce de contrôler mes pulsions, car la maîtrise de soi va au-delà du simple besoin de nourriture. Parfois, la faim n'est qu'une illusion, dissipée par un verre d'eau et une attente de vingt minutes. Manger évolue de la simple nécessité à une habitude rythmique dans notre époque contemporaine.

J'aime beaucoup la culture japonaise et j'ai lu plusieurs livres sur les samouraïs. J'ai appris que les samurais maîtrisaient leurs émotions, leurs pulsions, car montrer ses émotions sur le visage ou dans ses gestes peut être assimilé à un manque de force. Je me souviens de l'histoire d'un père qui passait des nuits entières derrière la porte à écouter la respiration de son enfant malade : il ne voulait pas être surpris dans cet état de faiblesse paternelle. Pour ma part, je ne trouve pas que c'est de la faiblesse, mais de l'Amour, et durant ma jeune existence, je n'ai rien vu ni ressenti quelque chose de plus beau et puissant que l'Amour.

La sagesse est également très importante car elle est un guide pour prendre de bonnes décisions. Par exemple, un disciple du Bushido disait : « Quand les autres disent du mal de toi, ne rends pas le mal pour le mal, mais réfléchis. Tu n'as pas été non plus toujours fidèle dans l'accomplissement de tes devoirs ». Il est important de cultiver la sagesse et l'amour, et pour mon cas, la sagesse me dictait de ne pas céder à cette pulsion qui me réclamait du sucré, mais de boire un grand verre d'eau et de patienter sagement. Le résultat ? En une vingtaine de minutes, cette pulsion avait disparu.

Pendant des années, j'ai cru à l'idée de manger quatre à cinq repas par jour. La découverte du jeûne a renouvelé mon énergie et ma productivité. J'ai commencé par le jeûne intermittent avec une fenêtre de seize heures, puis le 20/4, et parfois le 23/1. Mon humeur s'est transformée en une mélodie motivée, une symphonie où la productivité était ma muse.

Beaucoup pensent que la solution à la perte de poids est le régime. En réalité, c'est une bêtise, car il arrive souvent que les personnes qui perdent rapidement du poids grâce aux régimes reprennent le même poids après avoir adopté leur ancienne alimentation. Avec le jeûne, je ne me suis pas privé, j'ai continué à manger ce que j'aimais, mais le jeûne me rendait tellement joyeux que cuisiner était devenu un plaisir.

C'est à partir du deuxième mois de ma transformation que j'ai commencé à jeûner. Le premier mois m'a valu une perte de 7 kg. J'ai abandonné le petit déjeuner et opté pour un repas à 13 h, suivi d'un autre à 19 h. Je me suis très vite habitué à ce mode de vie. Au début, il m'arrivait d'avoir faim vers 16 h et de ressentir l'envie de grignoter quelque chose de sucré. Cependant, prendre un café ou un thé sans sucre neutralisait cette pulsion. Il faut y aller petit à petit, ne vous brusquez pas. J'ai débuté par le 16/8, puis au bout de deux semaines, je pratiquais une à deux fois le

20/4. Enfin, au bout d'un mois, je pratiquais le 23/1 deux fois par semaine. Bien sûr, je choisissais mes jours de jeûne en fonction de mes activités prévues pour la journée.

Le jeûne était tellement agréable que j'ai décidé d'aller plus loin. J'ai ensuite fait un jeûne hydrique de 36 heures, puis de 48 heures, et enfin un jeûne sec de 48 heures, c'est-à-dire sans eau ni nourriture. Je répète que ceci est mon expérience personnelle et que je n'ai pas de problèmes de santé. Avant de prendre des décisions importantes concernant votre santé, comme le jeûne, parlez-en à votre médecin. Pour ma part, je n'avais aucun problème de santé, mes analyses sanguines étaient bonnes malgré un taux de sucre élevé que j'ai rapidement diminué.

J'ai remarqué quelque chose d'incroyable lors du jeûne intermittent. Mon sommeil est d'une excellente qualité. Je m'endormais en 2 minutes à peine vers 23 h et je me réveillais vers 7 h sans aucune difficulté. Étant une personne qui aime beaucoup dormir, me lever à 7 h n'était pas difficile.

Donc, au réveil, c'était douche, brossage de dents et habillage. Un café sans sucre vers 9 h et un repas équilibré à 13 h, puis un thé ou café sans sucre vers 16 h et un dernier repas à 19 h.

Guidé par cette nouvelle énergie, j'ai investi dans le savoir, exploré les livres, joué aux échecs et lancé des projets d'entreprise.

Après deux mois, la balance n'affichait plus 120 kg, mais un allégement à 105 kg. Il était temps d'intégrer la musculation dans ma vie pour retrouver l'athlète en moi.

Permettez-moi de partager des pensées sur différentes habitudes qui contribuent à l'accumulation de graisse, des comportements que j'ai observés en moi-même et chez d'autres. Évitez ces mauvaises habitudes pendant votre jeûne intermittent, et vous en retirerez de nombreux bienfaits.

Tout d'abord, la sédentarité est un problème majeur dans notre société moderne, où les activités physiques sont souvent limitées. Autrefois, l'homme devait se déplacer sur de longues distances pour se nourrir. Aujourd'hui, nos journées se passent souvent assises dans des bureaux, et nos besoins sont satisfaits en quelques pas jusqu'au magasin. Combinez cela avec une alimentation transformée, et c'est une recette pour l'accumulation de graisse. Pour contrer cela, adoptez une routine active, marchez, faites du sport, utilisez un vélo, soyez en mouvement tout au long de la journée.

Ensuite, évitez les "cheat meals", ces soirées où l'on se laisse aller à manger sans retenue. C'est un piège sournois, car en une seule soirée, vous pourriez consommer une quantité importante de calories avec des alcools, des chips, des bonbons et de la nourriture grasse. Évitez cette bombe calorique en optant pour une alimentation équilibrée. Si l'envie d'un burger ou d'une pizza vous tente, préparez-les vous-même. Dites adieu aux bonbons et aux chips en grande quantité.

En ce qui concerne l'hydratation évitez les sodas ; l'eau, les tisanes et le café sont amplement suffisants.

Il est également important d'éviter de dîner trop tard pour ne pas perturber votre horloge interne, le cycle circadien, qui régule la sécrétion d'hormones pour vous éveiller le matin ou vous plonger dans le sommeil le soir. Il est essentiel de dormir tôt. Cette habitude a réellement contribué à une joie plus profonde et à dire adieu à la mauvaise graisse.

Enfin, prenez le temps de mâcher consciencieusement vos aliments, savourez chaque bouchée, marchez à travers chaque repas et laissez votre corps assimiler avec grâce.

3. Mon premier jeûne de 48 h

C'est samedi soir, il est 21 heures, et je viens de manger un kebab. J'ai décidé de jeûner jusqu'à lundi, 21 heures. Après le kebab, je rentre à la maison, je bois une infusion de thé rouge, je me douche et je regarde une petite série coréenne romantique. Oui, je l'avoue, j'aime les histoires d'amour.

Le dimanche, je me lève tard, prends un grand verre de café sans ressentir la faim. À midi, je fais le ménage général comme chaque dimanche. Deux heures plus tard, je me promène en ville en écoutant de la musique, rentre vers 15 heures après une heure de marche et toujours aucune faim. Un autre café, quelques lignes écrites, et je me sens bien. J'écris jusqu'à 18 heures, puis je rejoins des amis pour une promenade de 20 heures à 23 heures.

Là, je ressens de la faim, ou plutôt une pulsion alimentaire due à mon habitude de manger vers ces heures-là. À 23 heures, je rentre, ayant jeûné pendant 24 heures. Pas de faim, je me sens énergique, prends un bain et regarde une série sous la couette, sachant que le lendemain je peux me lever plus tard car je ne travaille pas.

Lundi matin, vers 11 heures, je me réveille sans aucune faim, plein d'énergie et de bonheur. Avec un café sans sucre à la main, je continue d'écrire et pense à mes projets. Sans sensation de faim, je regarde des destinations de voyage pour avril, envisageant d'offrir un voyage à mon ami récemment greffé du rein pour célébrer sa guérison après deux ans de dialyse. Mon lundi se déroule harmonieusement entre thé, café, eau et tâches ménagères. Je me sens joyeux, et après

48 heures, bien que j'hésite, je décide de mettre fin au jeûne en prévision d'une séance de sport intense le mardi matin.

Ainsi, après 48 heures, je déguste une omelette composée de 4 œufs, de jambon, de fromage, de légumes et de fruits. Pendant le jeûne, je me concentre sur diverses tâches, lis, médite et prends des bains dans l'obscurité pour me reconnecter avec mon corps. La tranquillité me procure un bien-être évident. Je décide d'adopter occasionnellement le jeûne de 48 heures, car il me procure du bien-être, et mon corps me témoigne sa gratitude en me rendant joyeux. Mais surtout, ce qui me remplit de bonheur, c'est de me fixer un objectif et de le réaliser. Oui, je suis capable de réussir. Oui, je suis capable de tout.

CINQUIÈME PARTIE SPORT ET SOMMEIL

1. Le sport

J'ai commencé à regarder mes anciennes photos, des vidéos de motivation, et avoir vu des jeunes de mon âge avec des physiques incroyables, ça m'a motivé !

Au début, je comptais sur ma motivation pour aller à la salle de sport, mais rapidement, cette motivation disparaissait, réapparaissant de manière éphémère. J'ai donc dû m'accrocher à quelque chose de plus puissant, quelque chose qui transcende la fugacité de la motivation : la discipline. Ce terme va au-delà d'une simple routine, évoquant la capacité à maîtriser ses actions, émotions et comportements en respectant des règles. Par exemple, si je décidais que demain serait dédié à la salle de sport, alors demain, j'y serais. Les séances d'entraînement avec des amis, bien que plaisantes au départ, se sont révélées être une source de distraction. Les échanges et les rires détournent mon attention. J'ai donc adopté l'habitude de porter des écouteurs, me plongeant ainsi dans une concentration totale pendant mes sessions.

Avec le temps, mon programme est devenu plus détaillé et précis, chaque jour étant consacré à un groupe musculaire spécifique. Un jour, une vidéo a captivé mon attention, où un homme prononçait ces mots éloquents : « Si, après chaque entraînement, vous ne percevez rien devant le miroir, persévérez. Un jour, vous observerez une transformation. » Il avait entièrement raison ! Après chaque séance, malgré mes regards dans le miroir ne montrant aucun changement, il m'a fallu trois à quatre mois pour voir des résultats. Cela souligne l'importance de persévérer. L'élimination progressive de la graisse a révélé peu à peu mes muscles. En seulement 3 mois j'avais considérablement réduit ma masse graisseuse et gagné du muscle petit à petit. C'est grâce à ma détermination et à ma patience que mon corps a subi une métamorphose.

Atteindre les 90 kg en quelques mois est devenu une réalité grâce à une alimentation équilibrée, un entraînement intensif et le jeûne intermittent.

Je dois vous confier quelque chose d'essentiel... L'essence qui sculpte votre identité et façonne votre devenir réside dans votre état d'esprit. Vous êtes capable ! Non, TU es capable ! Aspires-tu sincèrement à demeurer la personne que tu es actuellement ? Ne désires-tu pas devenir celui que tu rêves d'être ? Combien de personnes t'ont tendu la main ? Combien ? Zéro ? Alors, cesse de te complaire dans la morosité ! Engage-toi dans une alimentation équilibrée, prépare tes repas avec soin, et plonge-toi dans des activités sportives !

Notre réalité est teintée de jugements, et trop souvent, le premier jugement porte sur l'apparence physique. Depuis ma métamorphose pondérale, je suscite le désir et le respect.

À la plage, aucune honte ne me hante. Surtout, je goûte au bonheur. Une année de tristesse réduite à néant, effacée en quelques mois ! Depuis lors, je n'ai pas pris un seul kilo, car j'ai transformé mon mode de vie pour embrasser une existence saine. Nombreux sont ceux qui entreprennent des régimes, perdent dix kilogrammes pour mieux les regagner, succombent à leurs anciennes habitudes. Le secret réside dans l'équilibre, non dans la privation. Offrez à votre corps ce dont il a besoin, et il vous le rendra.

Accepteriez-vous d'accueillir chez vous, dans votre demeure, des criminels violents et souillés ? Assurément non. Alors, ne permettez pas à votre corps d'accepter des aliments qui lui seraient criminels et impurs, tels que les produits transformés, les excès de sucre, l'alcool sans modération, et autres.

J'ai combiné alimentation, jeûne, et sport, et le troisième mois a été impressionnant ! -23 kg en trois mois ! À partir du troisième mois, tout a changé dans ma vie ! Fini la tristesse et je dirais même la solitude ! Oui, oui, vous avez bien compris. Changer d'alimentation, jeûner, lire, jouer aux échecs, et faire du sport m'ont complètement libéré. Et à partir de ce moment-là, j'ai commencé à m'ouvrir aux gens, à faire des rencontres et à voyager. Il m'est advenu de prendre la décision d'embrasser la pratique de la musculation, de la course à pied et des entraînements courts à haute intensité.

Mon rituel d'entraînement se déployait du lundi au dimanche, une exception étant accordée au mardi. Il convient de noter que, résidant en plein cœur d'une métropole animée, j'ai résolu d'accomplir tous mes trajets à pied. Ainsi, je déambulais au minimum deux heures par jour, un temps harmonieusement jumelé à une séance d'entraînement d'une durée de 1 h 15.

L'activité physique joue un rôle essentiel tant pour votre bien-être physique que mental. Elle favorise le développement de la masse musculaire, qui, il est bon de le rappeler, pèse plus lourd que la graisse. Les activités physiques induisent des changements dans le mécanisme de conversion des substances en énergie dans votre organisme. D'après diverses études scientifiques, posséder une masse musculaire plus importante augmente le métabolisme de base, entraînant une plus grande combustion de calories, même au repos.

En suivant cette logique, ce processus accroît les dépenses calorifiques. Pratiquer environ une heure d'exercice permet de brûler entre 350 et 800 calories, selon l'individu et l'intensité physique. Les bienfaits du sport sur la santé physique et mentale sont nombreux. Il contribue à purifier le corps et à améliorer le système cardiovasculaire, réduisant ainsi les risques de maladies cardiaques. Le sport constitue un puissant moteur de cohésion sociale, d'enthousiasme et de citoyenneté. Pour les jeunes en particulier, les associations sportives représentent un espace privilégié pour faire de nouvelles rencontres, grandir harmonieusement, s'épanouir tout en cultivant le respect envers autrui. Cette expérience favorise l'acquisition de confiance en soi et d'autonomie. Il régule également la tension artérielle et prévient les problèmes articulaires, tout en développant la capacité pulmonaire et la densité osseuse.

D'autre part, se sentir bien dans son corps a des répercussions positives sur le bien-être mental. L'exercice physique permet de libérer le stress et agit comme un antidépresseur naturel, vous affranchissant des pensées négatives. Cela vous aide également à éviter d'adopter de mauvaises habitudes alimentaires pour pallier des baisses de moral.

Une étude scientifique de l'Université de Nimègue aux Pays-Bas, menée par imagerie par résonance magnétique (IRM), a démontré que l'effort physique contribue de manière significative à une activité cérébrale efficace. En effet, l'oxygénation du cerveau pendant le sport permet de stimuler la mémoire.

Erwan Deveze, consultant en neuroscience et auteur de "24 heures dans votre cerveau", recommande la pratique d'exercices d'endurance tels que le vélo, la course à pied ou la natation, ainsi que la musculation plusieurs fois par semaine le matin, lorsque l'organisme est le mieux reposé après une bonne nuit de sommeil.

Une étude très intéressante réalisée par l'Université d'Anschuts au Colorado, publiée dans le prestigieux journal "Nature", indique que l'activité physique aide à prévenir la reprise de poids, et que brûler des calories est plus efficace que de limiter les apports.

Vous n'êtes pas obligé de fréquenter une salle de sport pour pratiquer une activité physique. Marcher quelques heures dans les bois, faire un footing, effectuer le ménage chaque jour, rester actif en mouvement, aller à la piscine, sortir danser, s'occuper du jardin sont autant de moyens de rester actif.

Toutes les petites actions que vous pouvez intégrer dans votre quotidien vous permettront non seulement de perdre du poids, mais aussi de contribuer à une santé physique et mentale globale.

Je vais partager avec vous des exercices à faire chez vous. Je les ai personnellement pratiqués et ils m'ont apporté des résultats. Consacrez 20 minutes par jour à ces exercices, et vous en retirerez de nombreux bienfaits.

2. Mon programme de musculation à la maison

La corde à sauter

Si vous avez un jardin, pratiquez la corde à sauter. C'est un excellent exercice pour entretenir votre santé cardiovasculaire. Votre cœur restera ainsi en bonne santé, et vous constaterez une amélioration significative de votre respiration et de votre endurance. De plus, la corde à sauter permet de brûler un grand nombre de calories. Cette activité sollicite de nombreux groupes musculaires simultanément, impliquant les bras, les cuisses, les mollets, les fessiers, la poitrine, le dos, les abdominaux et les épaules. Par conséquent, la circulation sanguine s'intensifiera dans l'ensemble de votre corps.

Si vous n'avez pas de jardin, rendez-vous dans un parc ou en forêt pendant votre promenade.

Les pompes

Allongé sur le ventre, les mains et les pieds au sol, poussez sur vos bras pour soulever votre corps tout en maintenant le dos bien droit, en étant gainé. Ensuite, redescendez en contrôlant la descente, et répétez le mouvement. Si les pompes sont difficiles, vous pouvez vous aider en posant vos genoux au sol. J'ai commencé avec de petites séries de 10 pendant une dizaine de minutes.

Aujourd'hui, je peux faire 500 pompes en 30 minutes. La clé réside dans la régularité.

Les bienfaits des pompes sont impressionnants. Elles favorisent le développement musculaire, en particulier dans la partie supérieure du corps, ciblant les muscles du grand pectoral, des bras (principalement les triceps) et des épaules. De plus, les muscles de la ceinture abdominale sont sollicités lors de l'exécution des pompes, avec une implication des muscles droits de l'abdomen et des obliques dans la stabilisation du corps, surtout lors de variantes générant une instabilité, telles que les pompes sur un ballon ou une planche d'équilibre.

En raison de la relative accessibilité de ce mouvement pour les débutants, les chercheurs l'intègrent fréquemment dans leurs études pour évaluer la condition physique des participants. Il existe également un large éventail de variantes adaptées à différents niveaux de condition physique. En gagnant en force musculaire, vous avez la possibilité d'augmenter l'intensité des pompes en passant à des versions plus difficiles.

Les pompes sont souvent incluses dans les programmes de rééducation des épaules, visant à améliorer la proprioception (la conscience des mouvements corporels dans l'espace) et la co-activation musculaire pour une stabilité articulaire dynamique. Des recherches ont souligné que la stabilité articulaire, en particulier au niveau de la ceinture abdominale, était cruciale pour des performances sportives optimales. Des exercices tels que les pompes, associés à des mouvements composés comme les fentes et les squats, sont très efficaces car ils sollicitent plusieurs grands groupes musculaires simultanément. Les pompes contre un mur, par exemple, peuvent contribuer à maintenir voire améliorer la force musculaire au fil du temps, en particulier chez les personnes âgées. Les experts recommandent aux personnes âgées de maintenir leur force musculaire pour préserver leur autonomie et réduire le risque de chute. Selon une étude, un entraînement de résistance pendant 10 semaines peut augmenter le taux métabolique au repos et réduire la masse graisseuse.

Le gainage

Le gainage est un exercice complet sollicitant tous les muscles du corps. Pratiqué quotidiennement, il contribue au développement musculaire, à la tonification globale du corps et à la définition des muscles. En renforçant les muscles et les articulations, il limite les risques de douleurs, de lésions musculaires, et de problèmes chroniques tels que le mal de dos. Le gainage améliore la posture, l'équilibre, la concentration, et la coordination. Il permet de brûler des calories de manière plus efficace que certains exercices abdominaux classiques, favorisant également une augmentation du métabolisme au repos. En travaillant le transverse abdominal et en sollicitant la respiration, le gainage contribue ainsi à obtenir un ventre plat.

Faire la chaise

Appuyez votre dos contre le mur, les pieds à plat au sol devant vous, et descendez votre corps en glissant votre dos contre le mur jusqu'à être à 90 degrés. Les cuisses doivent être parallèles au sol et les tibias perpendiculaires au sol. Il vous suffit de tenir la position le plus longtemps possible. Les principaux muscles sollicités sont les quadriceps, les fessiers et les ischio-jambiers. Cet exercice permet de redessiner et d'affiner vos cuisses. De plus, il brûle énormément de calories, favorisant ainsi la perte de poids. Enfin, cet exercice vous permettra de renforcer votre posture, votre équilibre et la mobilité de vos articulations. Faites plusieurs séries, essayez de tenir au maximum. Par exemple, 3 séries de 30 secondes avec l'objectif d'atteindre les 1 minute, puis 2 minutes, et ainsi de suite.

Squats

Placez-vous debout, le dos droit et les jambes tendues. Vos pieds doivent être à la largeur des épaules avec les pointes légèrement dirigées vers l'extérieur. Regardez droit devant vous et descendez comme si vous vouliez vous asseoir sur une chaise, en descendant à 90 degrés, puis remontez. Cet exercice est incroyable. Il renforce le bas du corps, améliore la posture et augmente votre métabolisme en recrutant de nombreux muscles. De même, faites des séries en cherchant toujours à améliorer vos performances.

Voici un conseil qui, une fois appliqué, vous apportera de nombreux bienfaits. Combinez chacun de ces exercices. Faites 3 séries par exercice et vous verrez des résultats impressionnants. Pour continuer à progresser, rendez-vous dans une salle de sport ou procurez-vous du matériel pour pratiquer chez vous, comme des haltères ou des élastiques.

Ces exercices, je les pratique encore aujourd'hui. J'aime bien le matin, au réveil, faire 20 minutes d'exercices et me doucher avant d'attaquer la journée en forme et motivé. Vous verrez que le sport vous rendra heureux et vous maintiendra en meilleure forme physique.

Nous passons à la dernière partie de mon livre. Le sommeil, élément indispensable pour un bien-être physique et mental, est également essentiel pour ceux qui veulent perdre du poids.

3. Le sommeil

Le sommeil est indispensable dans votre quête de perte de poids, ainsi que pour notre bonheur. Je suis convaincu que mes bonnes habitudes de sommeil m'ont non seulement permis de perdre du poids, mais également de gagner en masse musculaire. Un autre bienfait que j'ai ressenti est de ne jamais être irritable, toujours joyeux et patient.

Pendant ma prise de poids, je dormais à peine 4 heures par nuit. J'étais souvent irrité et je me réfugiais dans la nourriture pour tenter de camoufler ma fatigue. Je me souviens encore de tous ces paquets de bonbons avalés en quelques minutes. Et quand je fais le calcul, je me rends compte qu'un paquet de 300 g de bonbons contient plus de 150 grammes de sucre ! Une catastrophe pour notre santé. Parfois, j'y repense encore et je me réjouis d'avoir changé en reprenant de bonnes habitudes. Lorsque j'ai modifié mon alimentation, au bout d'une dizaine de jours, j'ai retrouvé un sommeil de qualité qui, jusqu'à aujourd'hui, est excellent. Je suis constamment en pleine forme.

Le sommeil permet de contrôler naturellement les hormones de la faim. Un manque de sommeil peut amener un déséquilibre entre la ghréline qui est l'hormone de la faim, stimulant votre appétit en envoyant un signal au cerveau lui disant qu'il est temps de manger, et la leptine qui est l'hormone de la satiété. Le sommeil est l'élément le plus important dans une perte de poids ; la nuit, votre cerveau aide votre corps à faire de son mieux pour contrôler le poids.

Cependant, nous sommes tous différents, donc nos besoins sont différents. En moyenne, un adulte a besoin d'au moins sept heures de sommeil, et les enfants encore plus en raison de leur croissance.

Les études sont claires : le manque de sommeil expose au risque de prendre du poids, et la prise de poids va créer des troubles de sommeil en affectant la qualité du sommeil, avec par exemple le ronflement ou l'apnée de sommeil. Ensuite, le déséquilibre entre la ghréline et la leptine va réduire le métabolisme et stocker plus de graisse. Alors qu'un bon sommeil va contrôler ces hormones. Les études montrent aussi qu'un manque de sommeil augmente le taux du cortisol, qui est l'hormone du stress. Si cette hormone augmente en même temps que la ghréline, alors on aura tendance à manger beaucoup.

Les chercheurs de l'université de Chicago ont examiné les effets de seulement quatre nuits de sommeil réduit. Leur étude a révélé qu'après cette période, la sensibilité à l'insuline avait diminué de plus de 30 %, entraînant une résistance accrue de l'organisme à l'insuline. En conséquence, le corps accumule l'excès d'insuline, favorisant le stockage de graisses et pouvant conduire à une prise de poids ainsi qu'à des problèmes de santé tels que le diabète lié à l'obésité. De plus, le manque de sommeil induit une fatigue, ce qui entraîne une moindre motivation pour l'activité physique. À cela s'ajoute que le cerveau épuisé peut influencer des choix alimentaires moins sains, conduisant à une absorption accrue de calories.

Imaginez-vous, j'ai pris 30 kg en moins d'un an. À cette époque, je ne dormais que 4 heures par jour et j'ai ressenti tous les effets décrits ci-dessus.

La liste des bienfaits est encore longue, mais ce que je veux que vous compreniez, c'est que le sommeil est indispensable.

Lorsque j'ai pris l'habitude de me coucher le soir à 23 h et de me lever à 7 h chaque matin, associé à une bonne alimentation, au jeûne intermittent et à la reprise du sport, j'ai perdu tout le poids que j'ai pris en quelques mois. Depuis, je n'ai pas pris un seul kilogramme, je mange chaque semaine au restaurant, je me fais plaisir à cuisiner tous mes repas en mélangeant les textures, les saveurs, et comme résultat : un poids stable, un corps musclé et athlétique.

En guise de conclusion, que puis-je ajouter de plus ? N'espérez pas pouvoir réduire en un mois ou deux ce que vous avez accumulé au fil des années. Accordez à votre corps le temps nécessaire pour se régénérer, pour éliminer l'excès. Si vous souhaitez qu'il prenne soin de vous, prenez-vous soin de lui : adoptez une alimentation équilibrée, offrez-lui du repos grâce au jeûne intermittent, pratiquez des activités sportives, et accordez-lui un sommeil réparateur. Vous détenez ainsi les clés essentielles qui vous permettront d'ouvrir les portes entravant votre bonheur corporel.

Soyez comblés,

Il fut un réel plaisir de rédiger cet ouvrage.

Votre ami, Tabibito